목차

금붕어	......	2	게	 14
골든리트리버	......	3	사자	 15
부엉이	......	4	동박새	 16
청설모	......	5	문어	 17
병아리	......	6	수달	 18
해파리	......	7	꿩	 19
족제비	......	8	악어	 20
두꺼비	......	9	당나귀	 21
노루	......	10	라쿤	 22
까치	......	11	해마	 23
푸들	......	12	공작	 24
기린	......	13		

관상어, 금붕어

금붕어는 무슨 색을 지니고 있나요?

온순한 골든리트리버

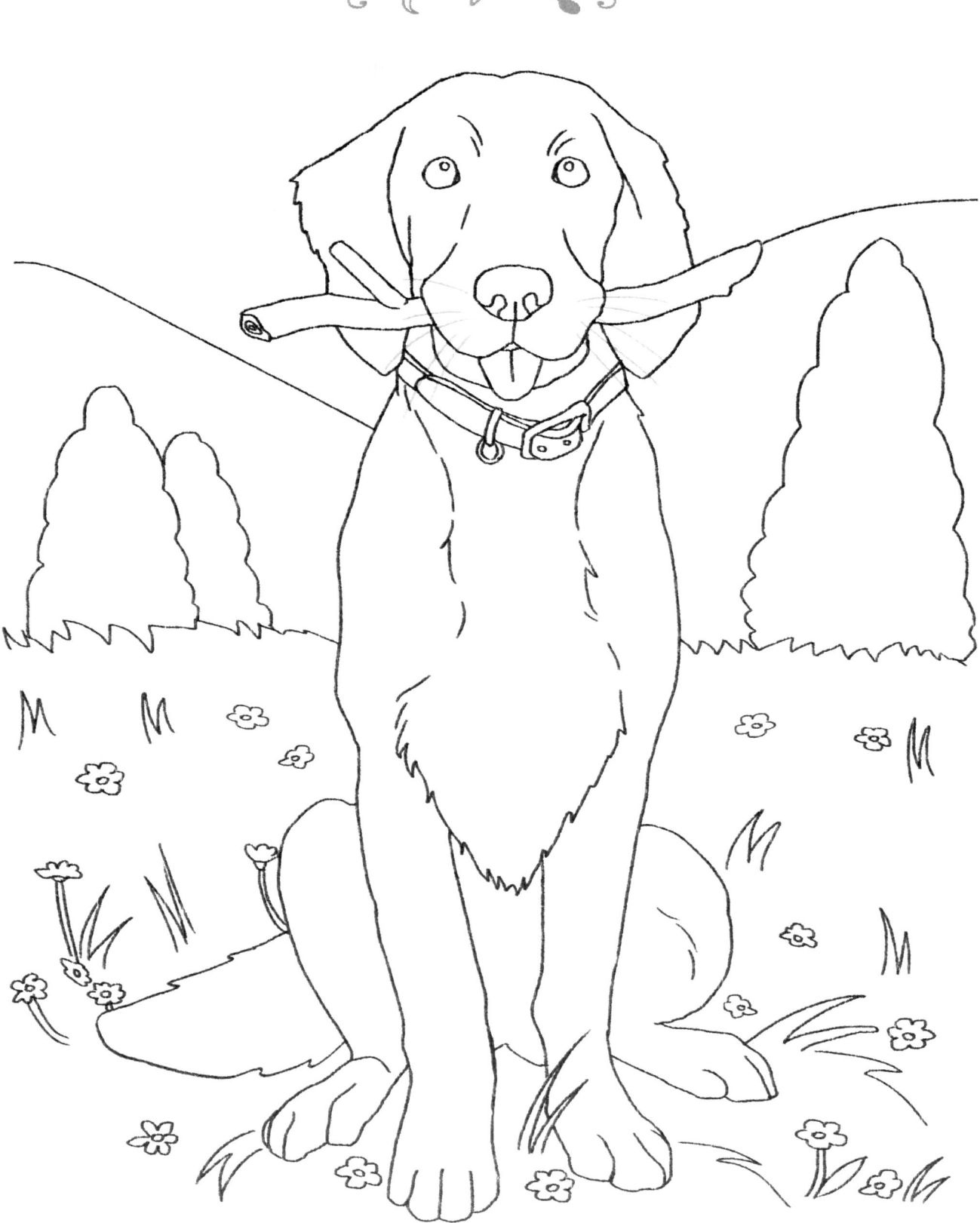

반려동물을 기른다면, 어떤 이름을 지어주고 싶나요?

장수의 상징, 부엉이

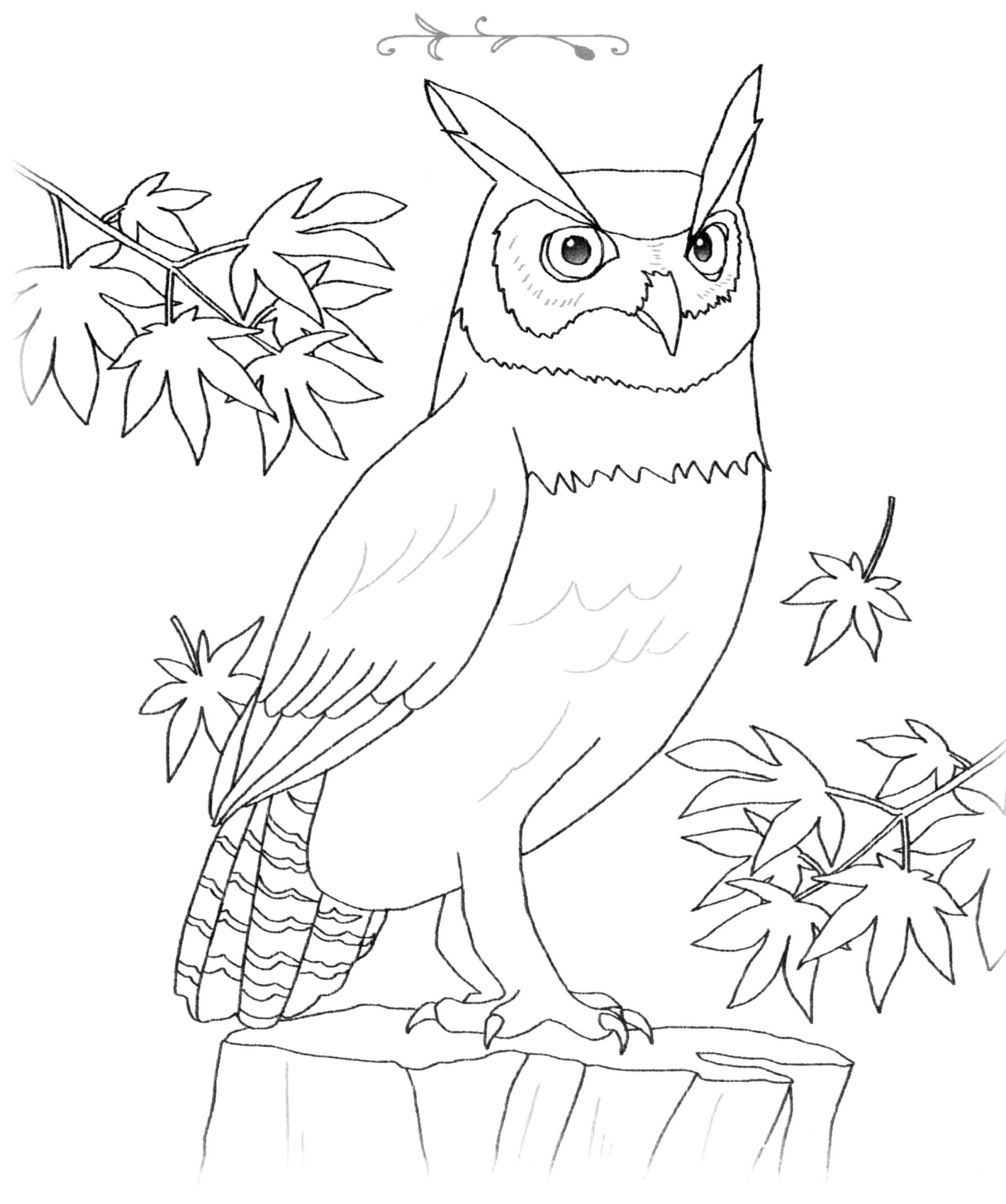

부엉이는 어떤 울음소리를 내나요?

나무 위에서 활동하는 청설모

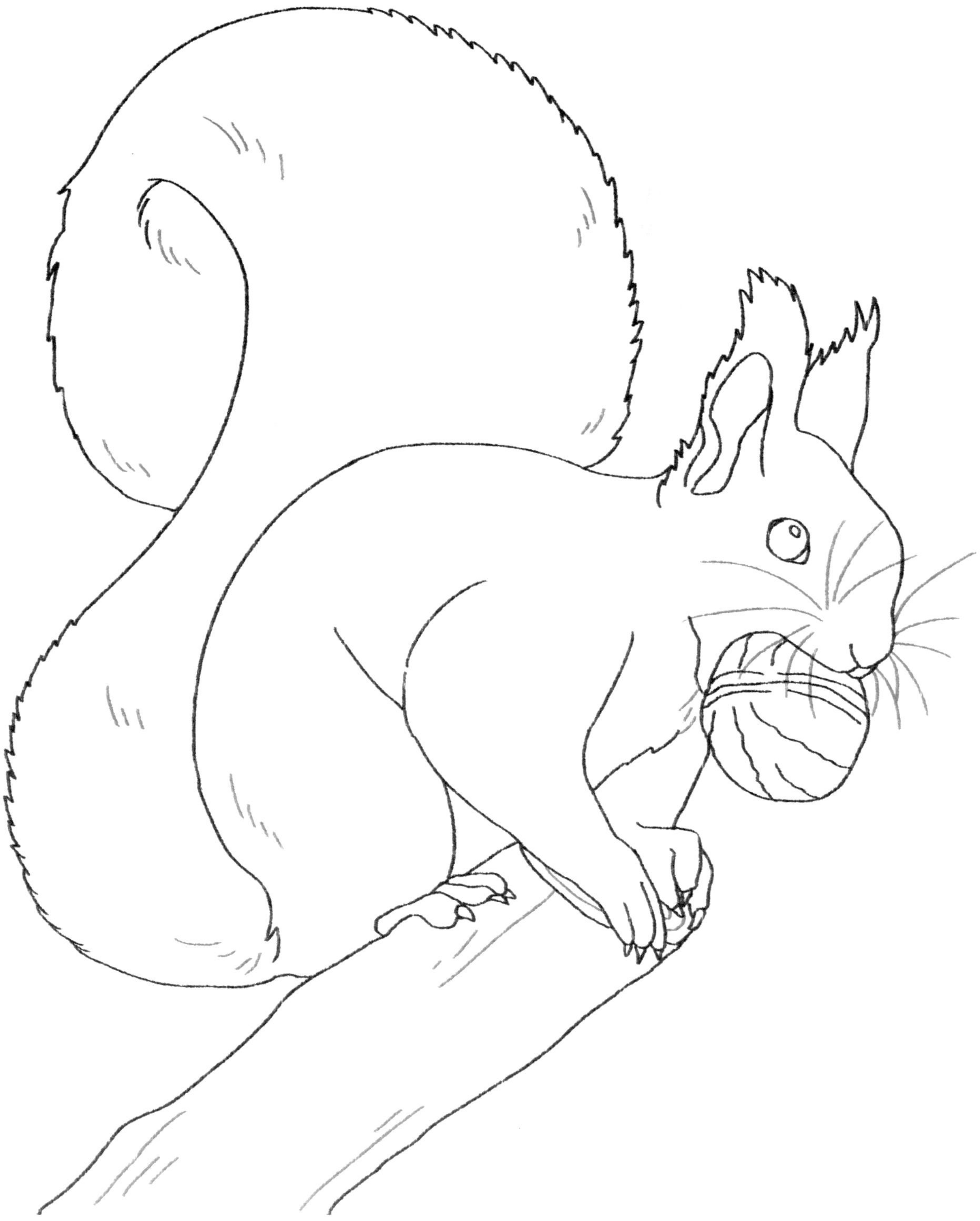

가장 최근에 본 동물은 무엇인가요?

삐악삐악 병아리

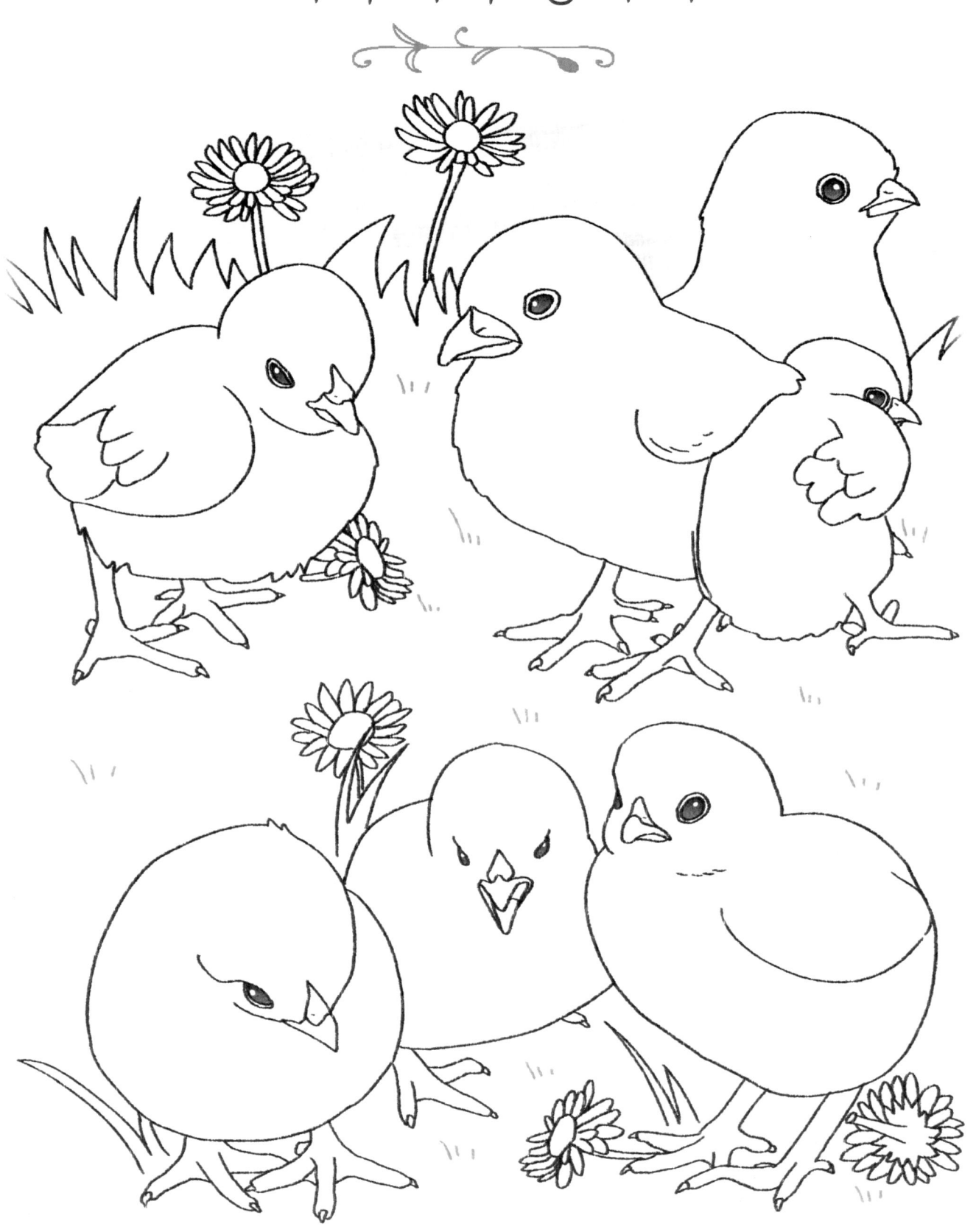

병아리가 자라면 어떤 동물이 되나요?

둥실둥실 해파리

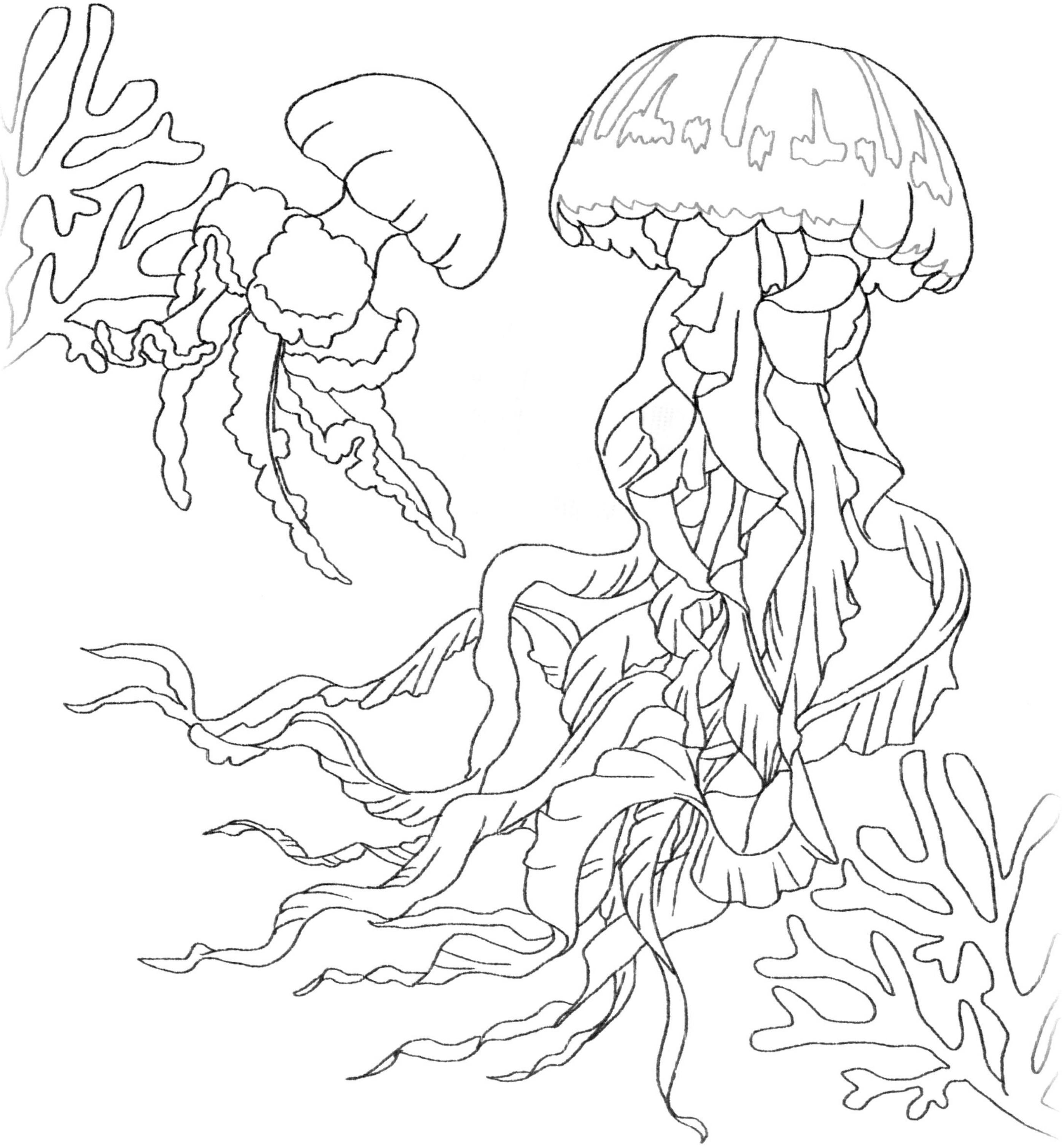

바다에서 사는 동물 세 종류를 말씀해 보세요.

몸이 긴 족제비

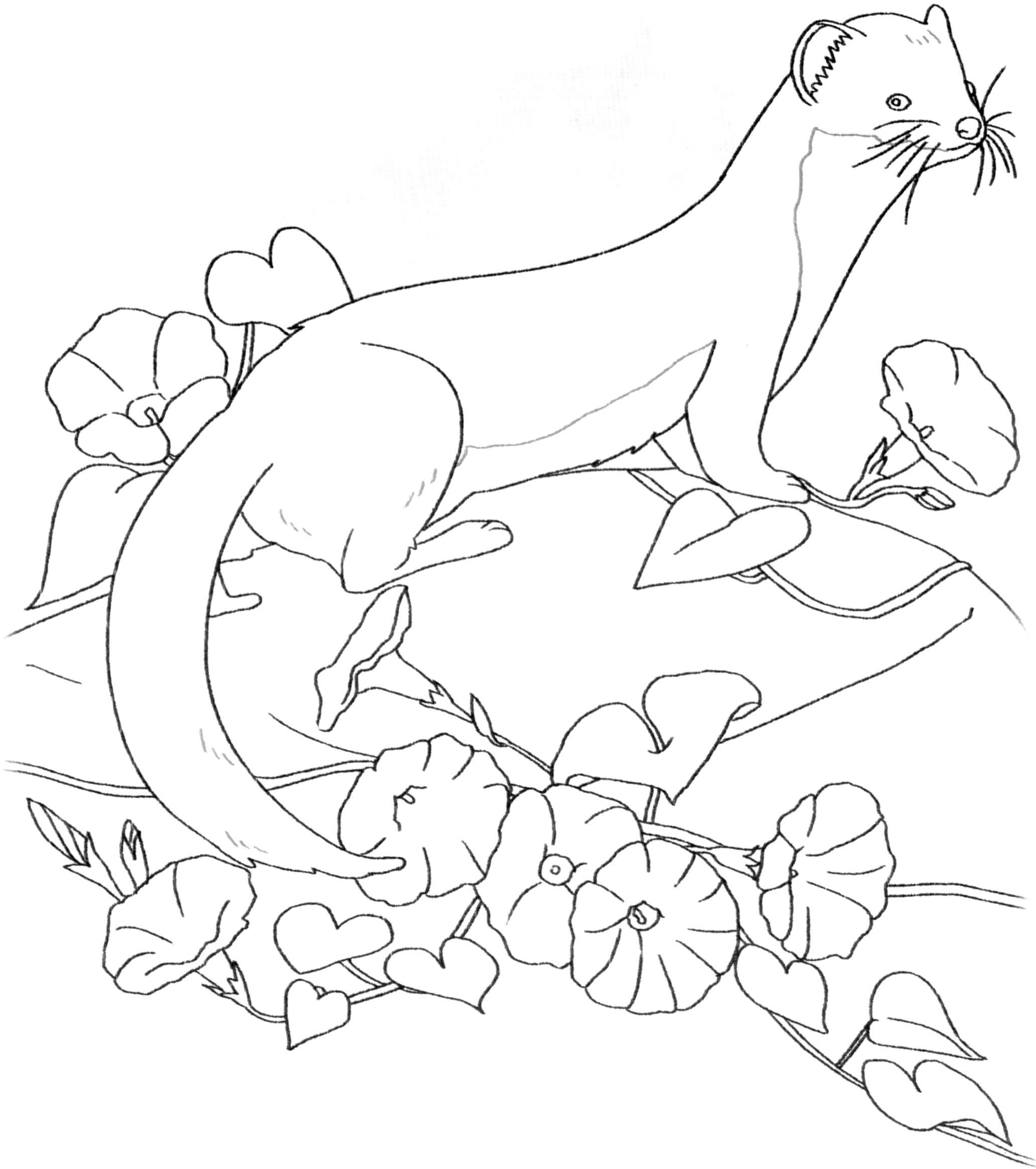

어떤 동물을 가장 좋아하시나요?

엉금엉금 두꺼비

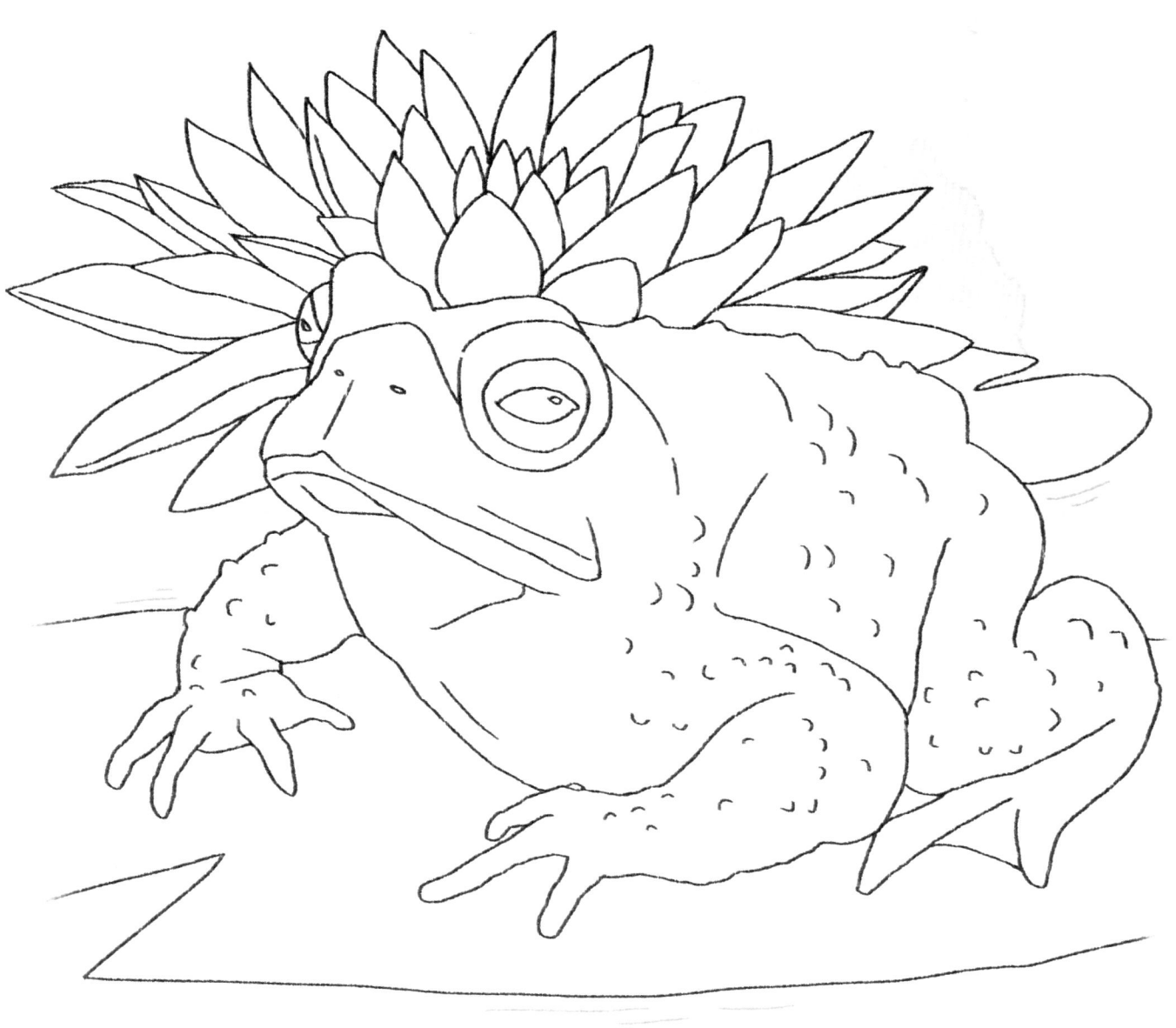

두꺼비와 관련된 노래를 불러보세요.

커다란 눈망울의 노루

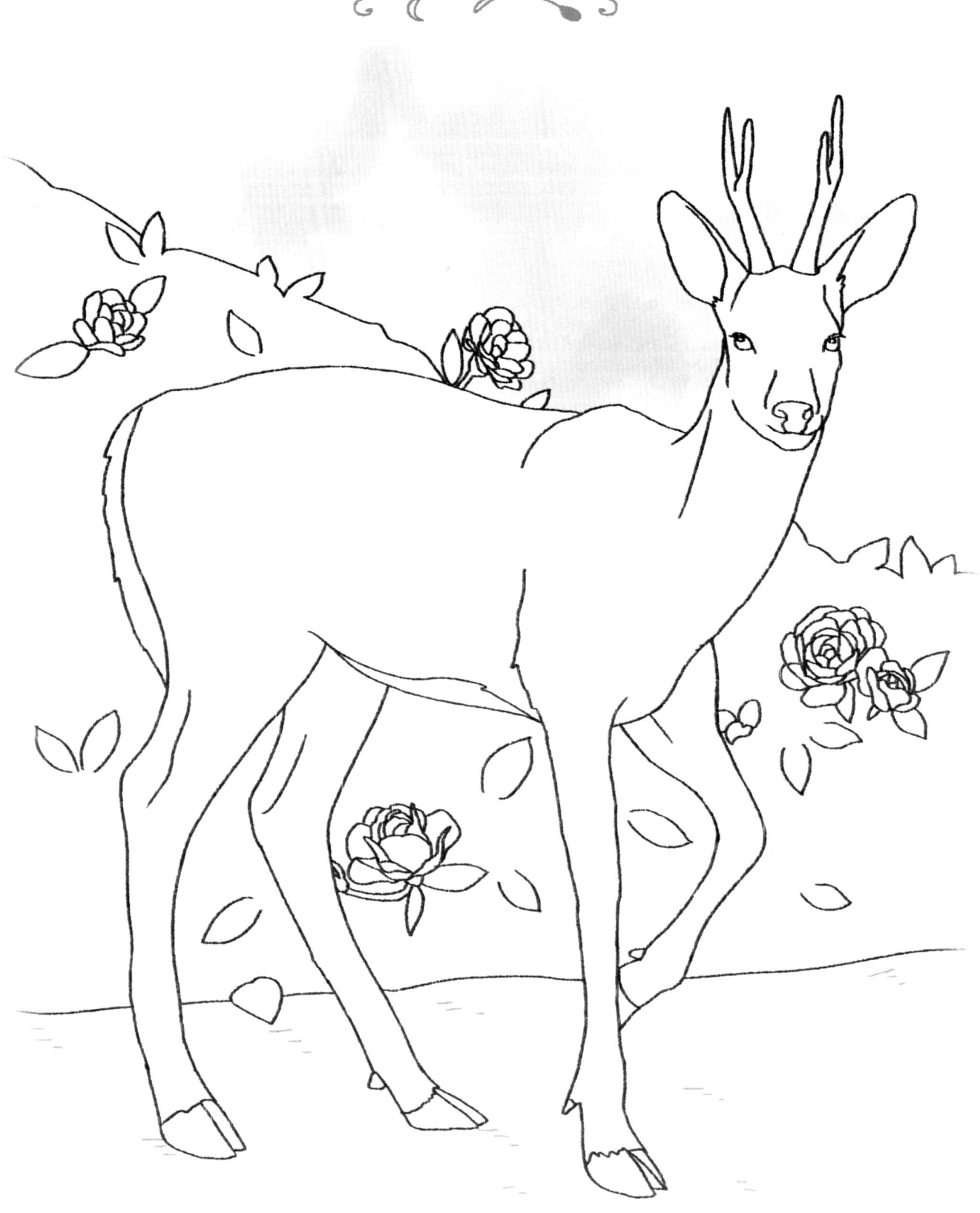

보고 싶은 동물이 있으신가요?

길조 까치

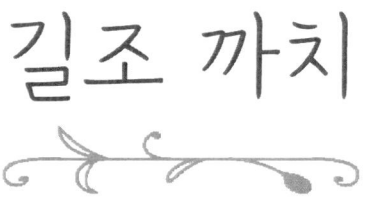

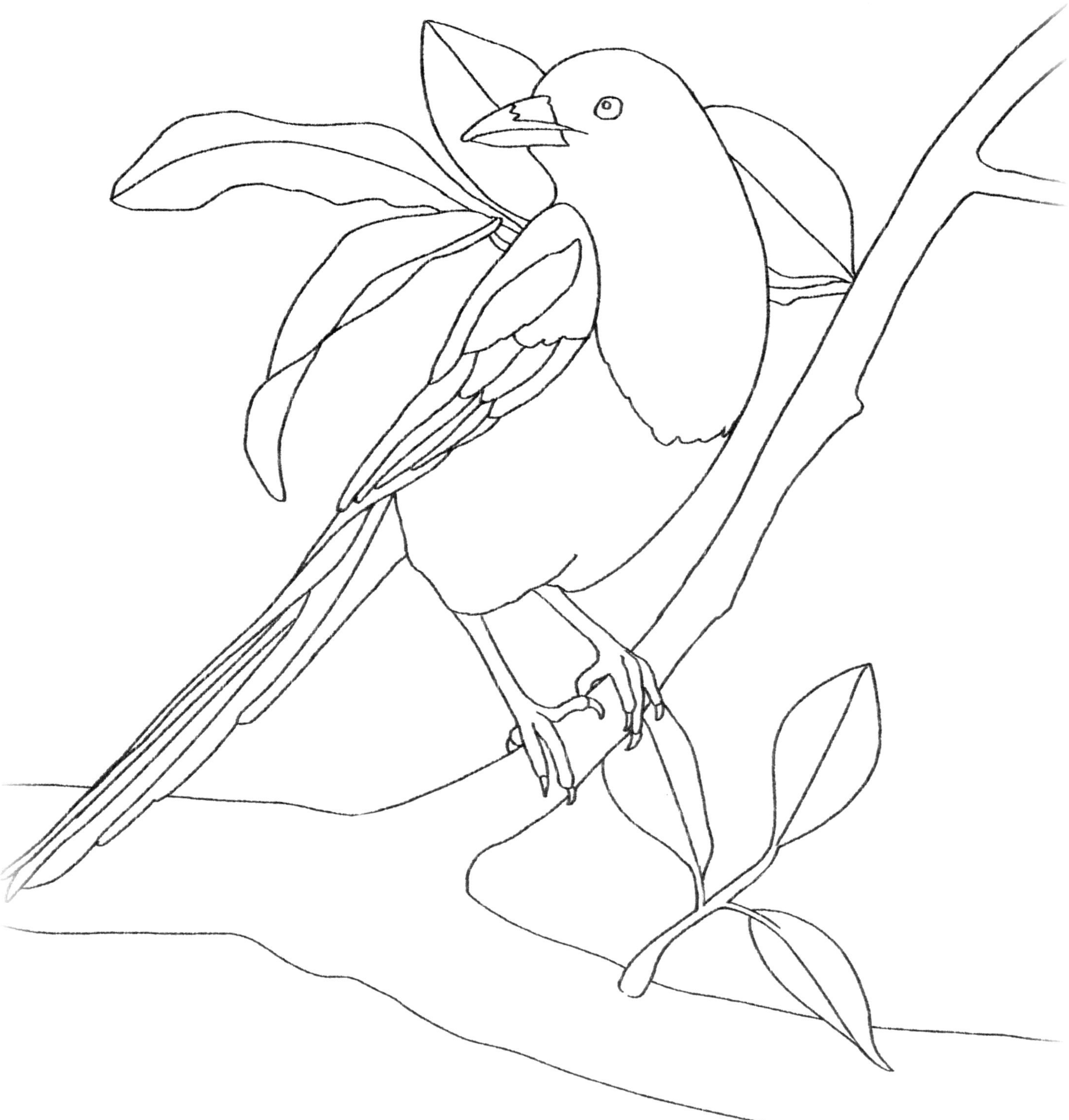

동물과 관련된 이야기를 알고 계시나요?

털이 곱슬곱슬한 푸들

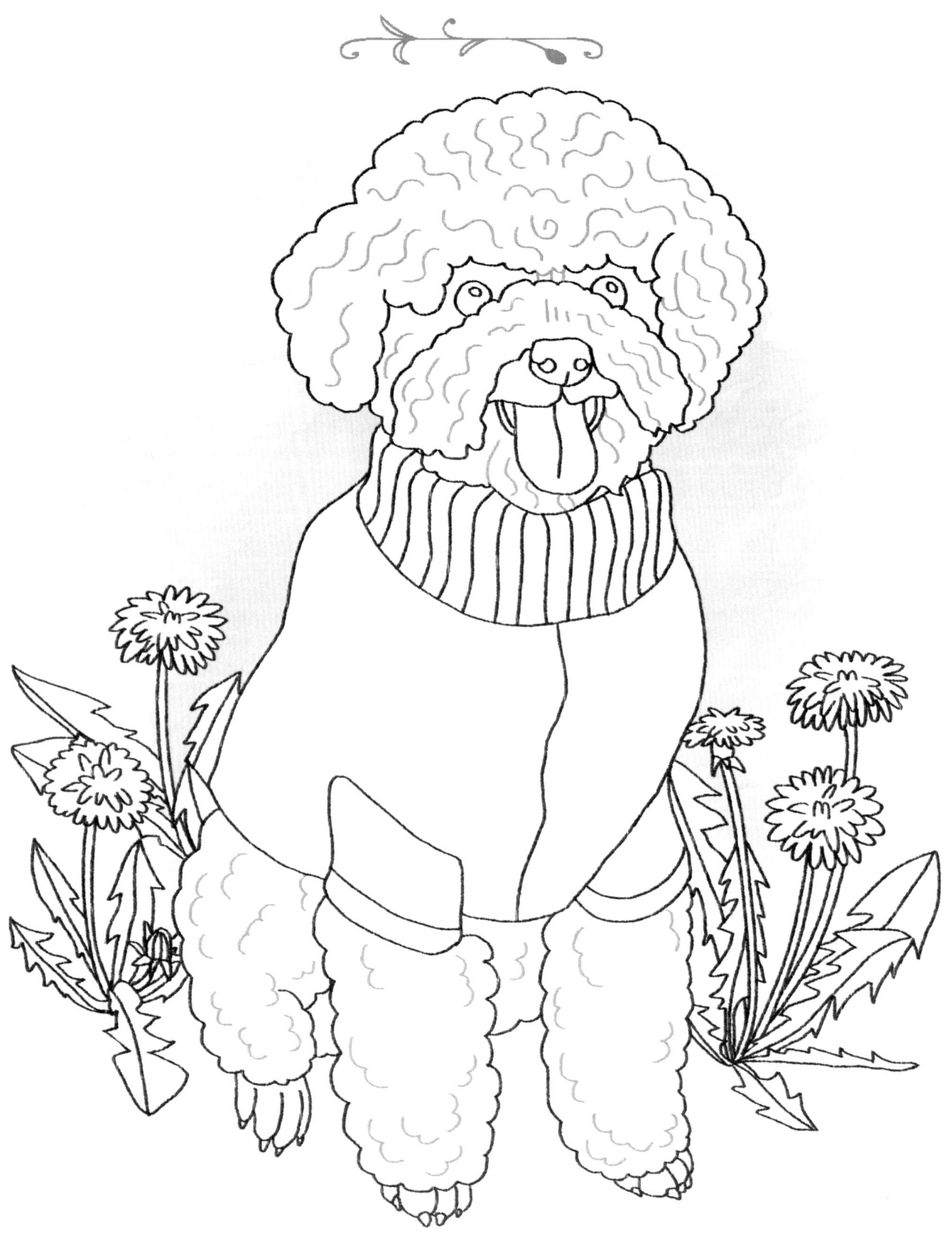

반려동물로 기르고 싶은 동물이 있나요?

목이 긴 기린

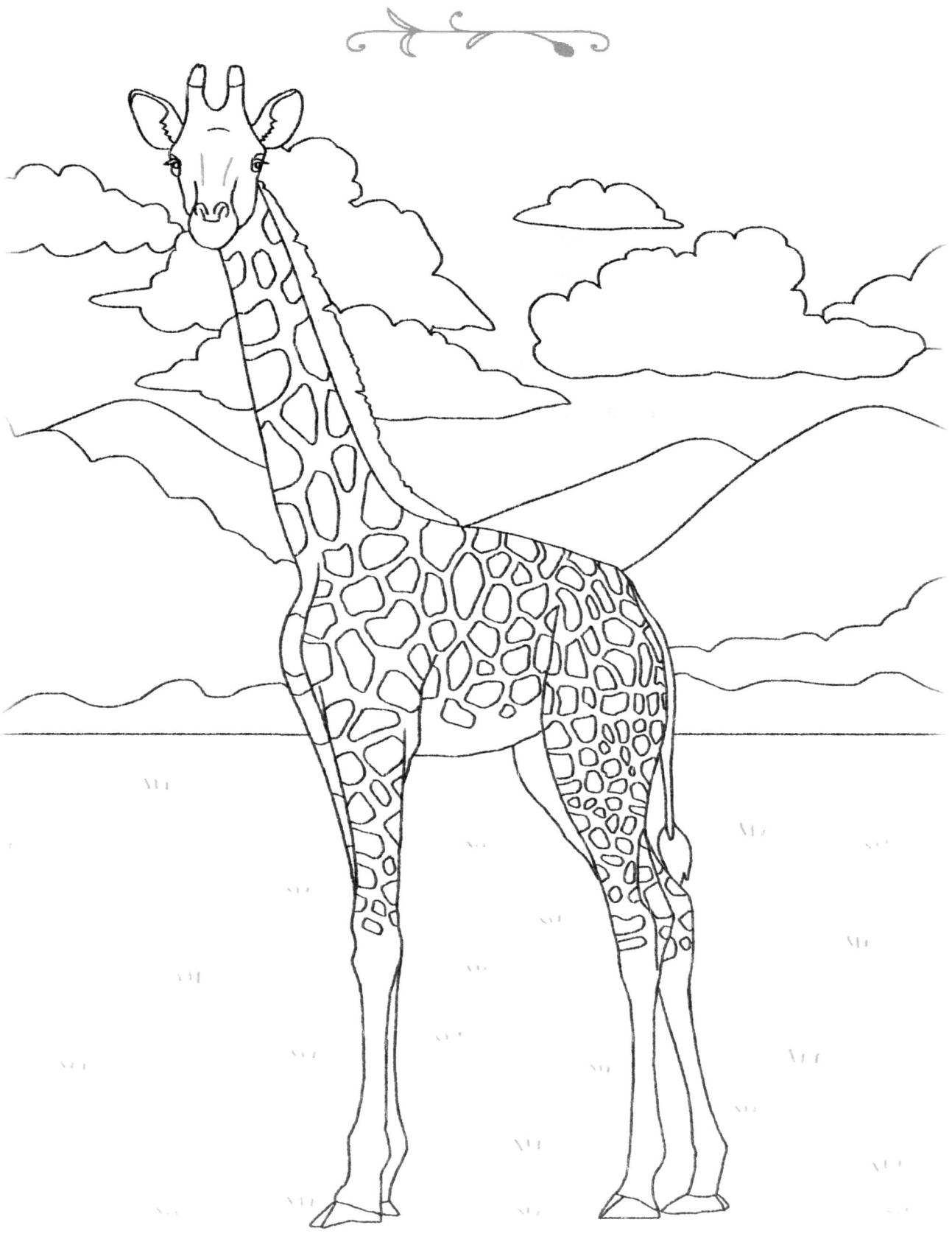

초식동물 세 종류를 말씀해 보세요.

단단한 껍질을 가진 게

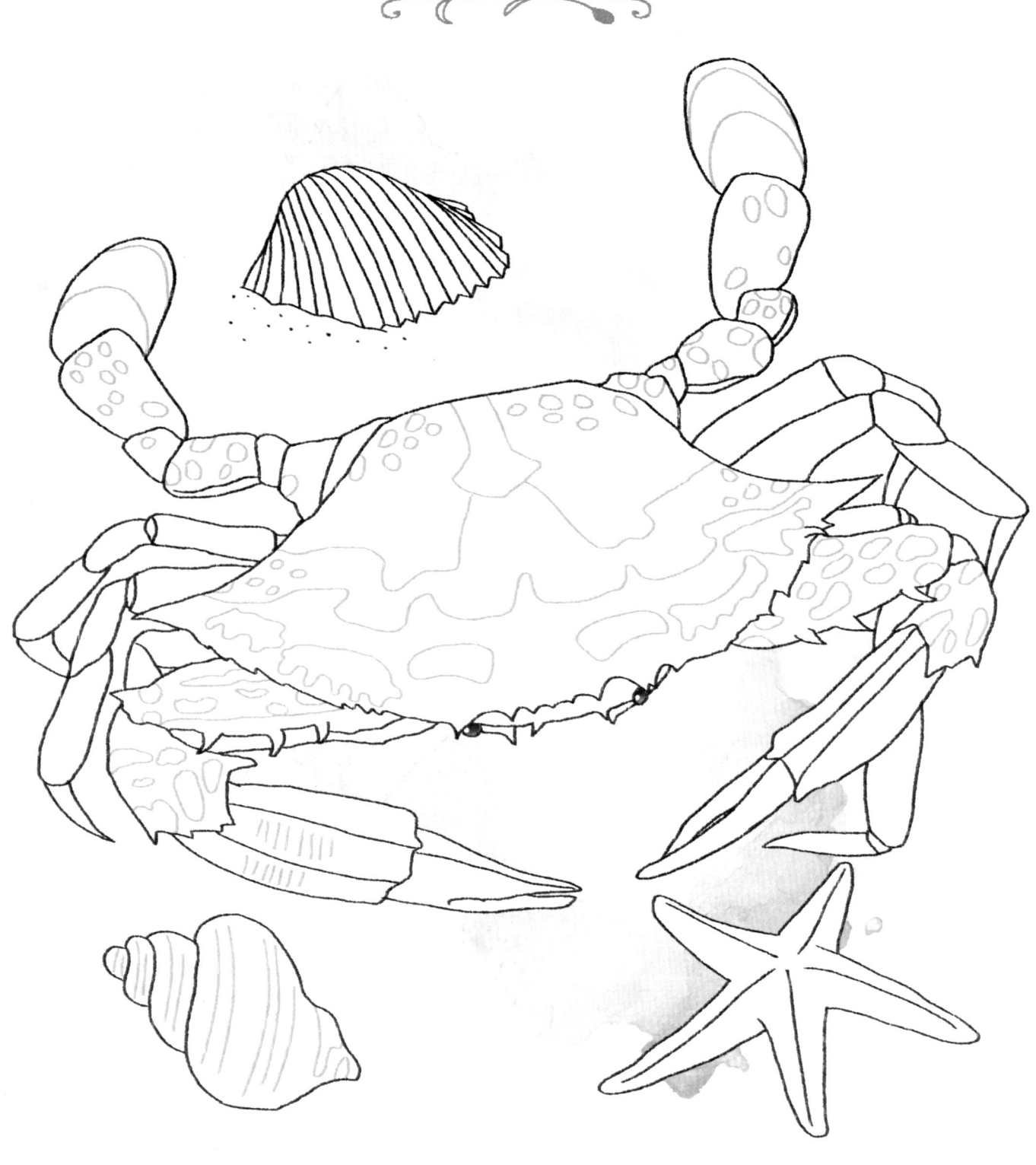

게의 암수 구별법을 알고 계시나요?

밀림의 왕, 사자

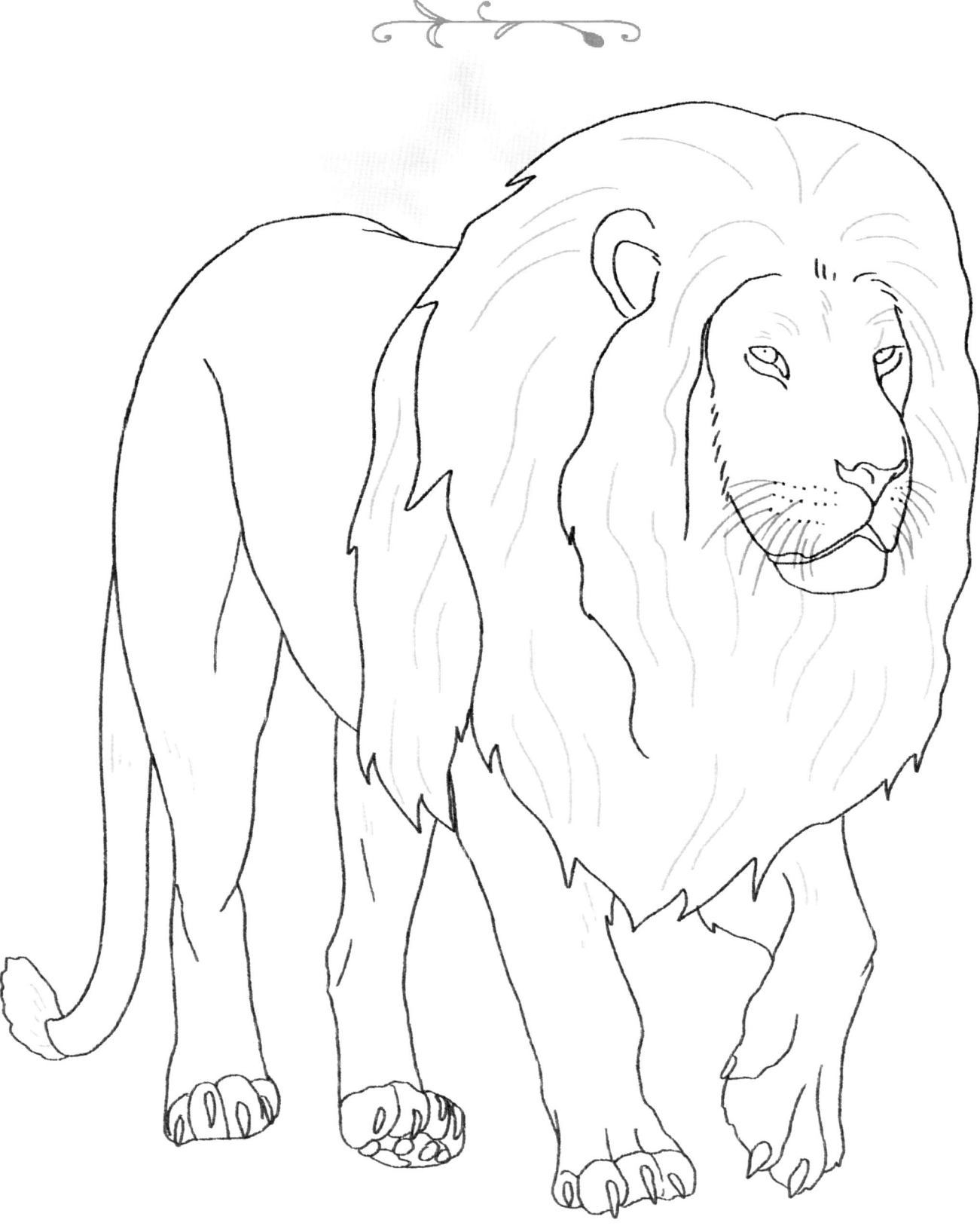

육식동물 세 종류를 말씀해 보세요.

꽃의 꿀을 먹는 동박새

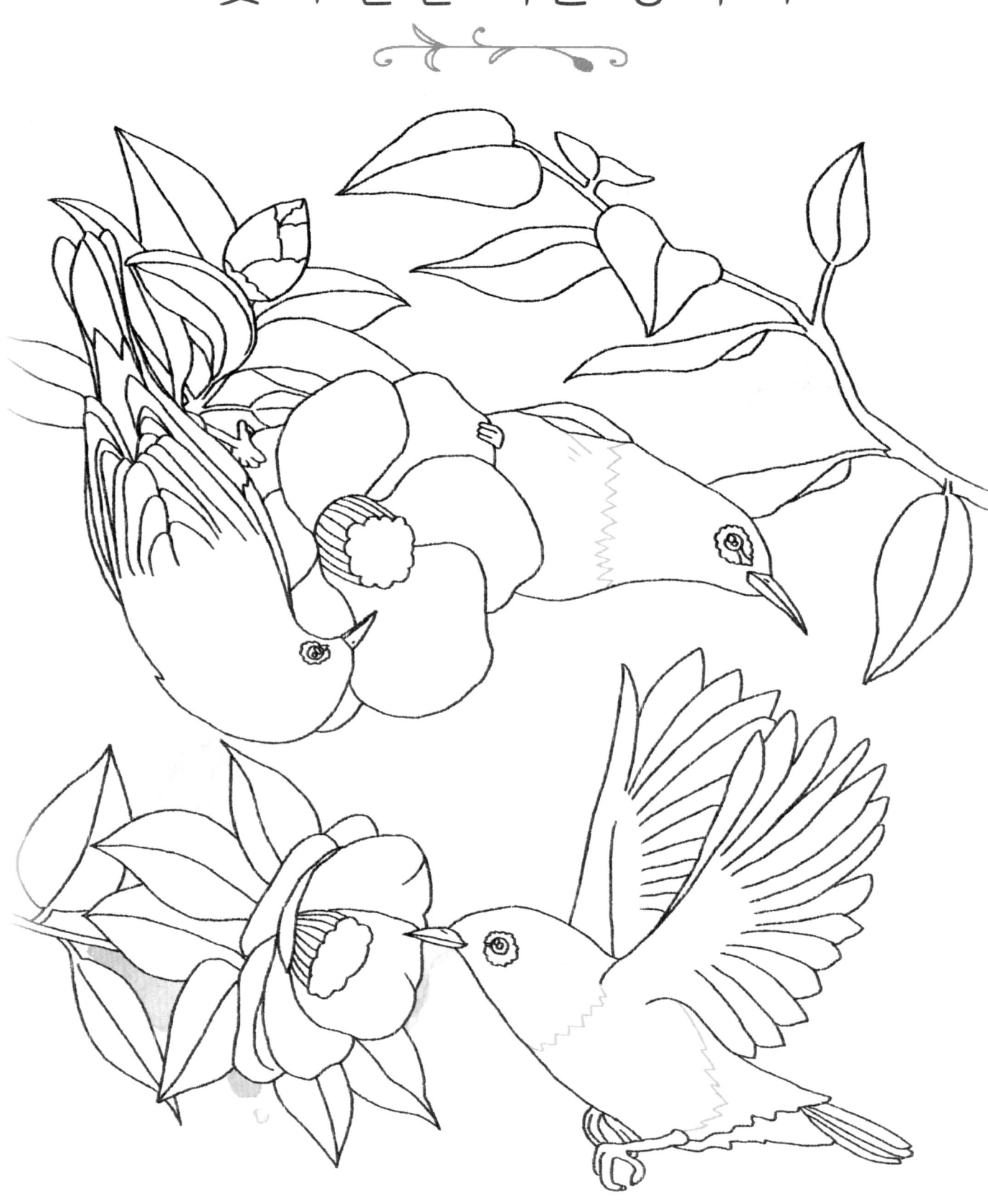

동물과 관련된 사자성어 세 가지를 말씀해 보세요.

똑똑한 문어

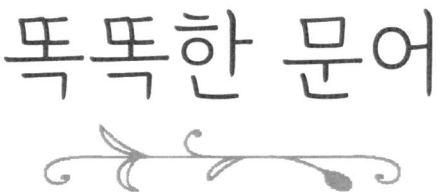

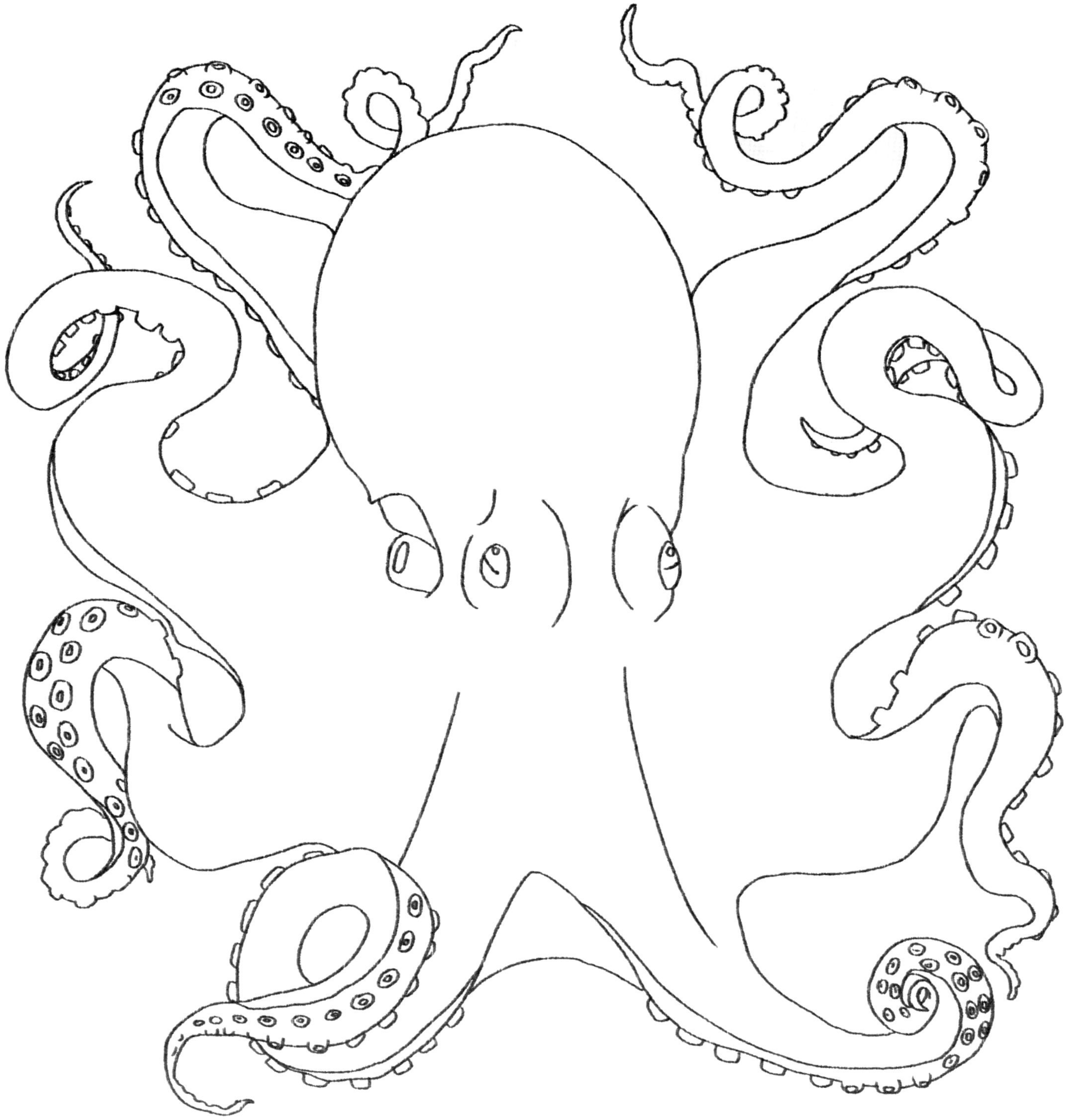

오징어와 문어의 다리는 각각 몇 개인가요?

물을 좋아하는 수달

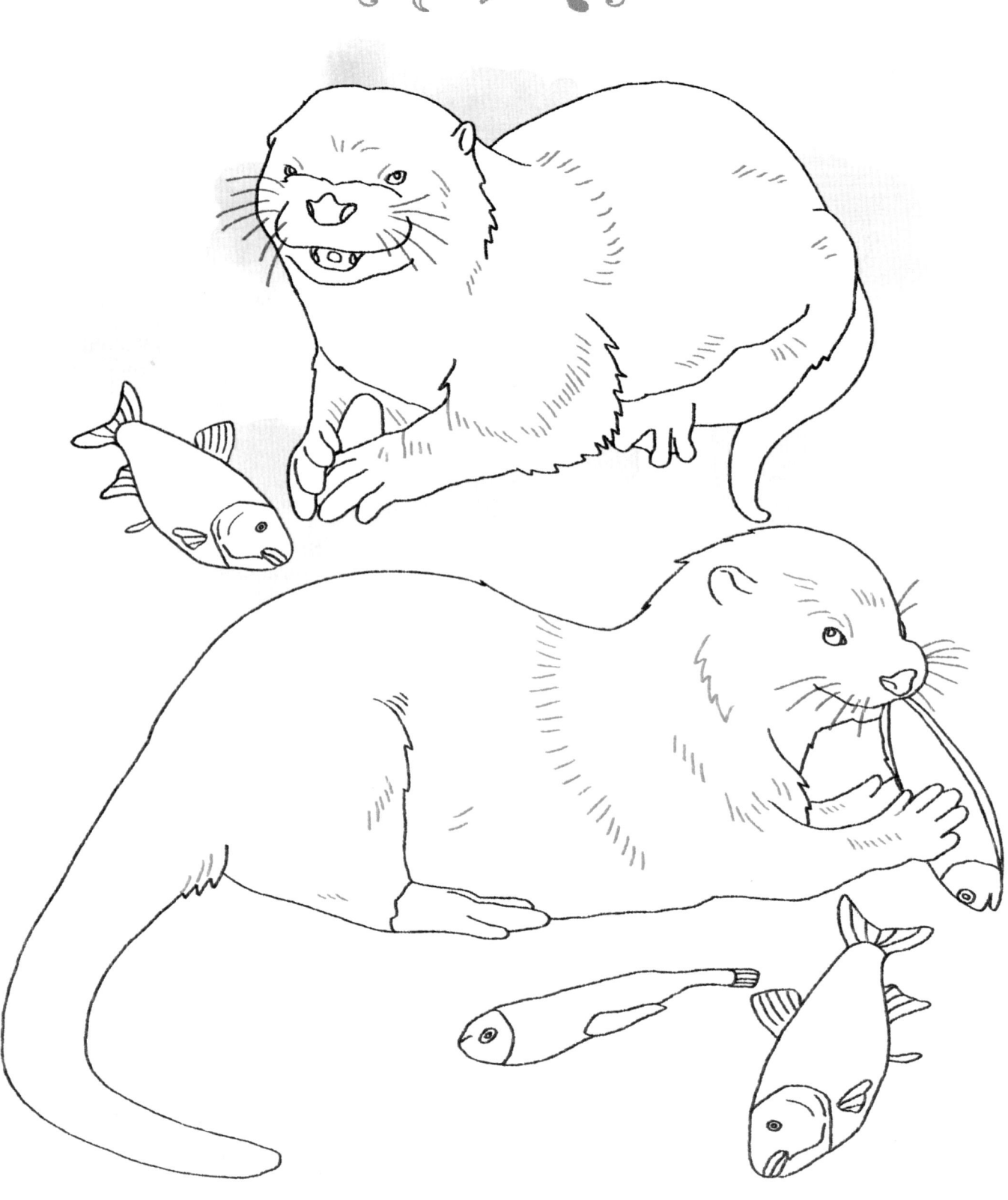

바다나 강에 갔을 때 동물을 본 적이 있나요?

멀리 날지 못하는 새, 꿩

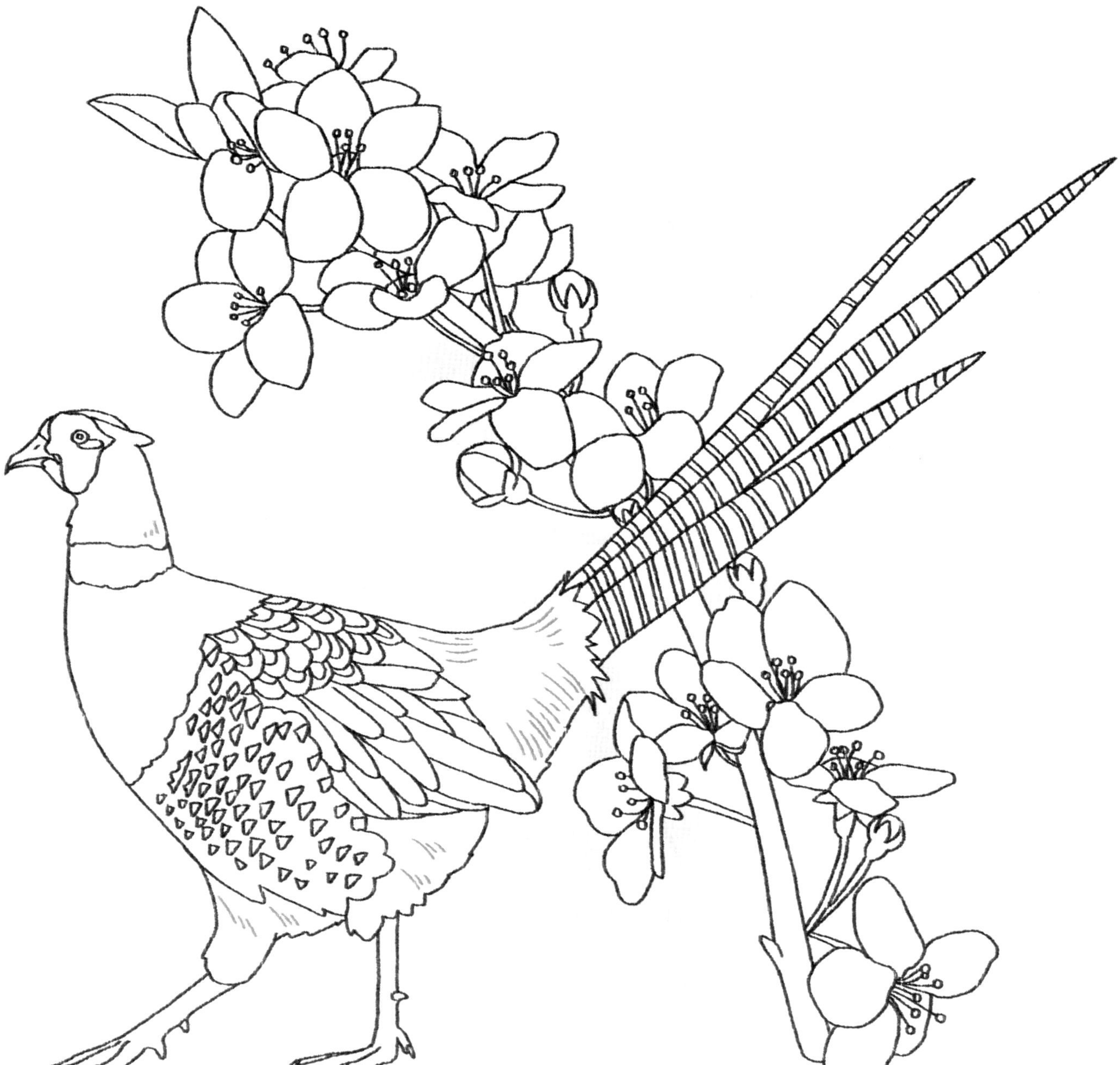

꿩의 암컷과 수컷은 각각 뭐라고 부르나요?

입이 큰 악어

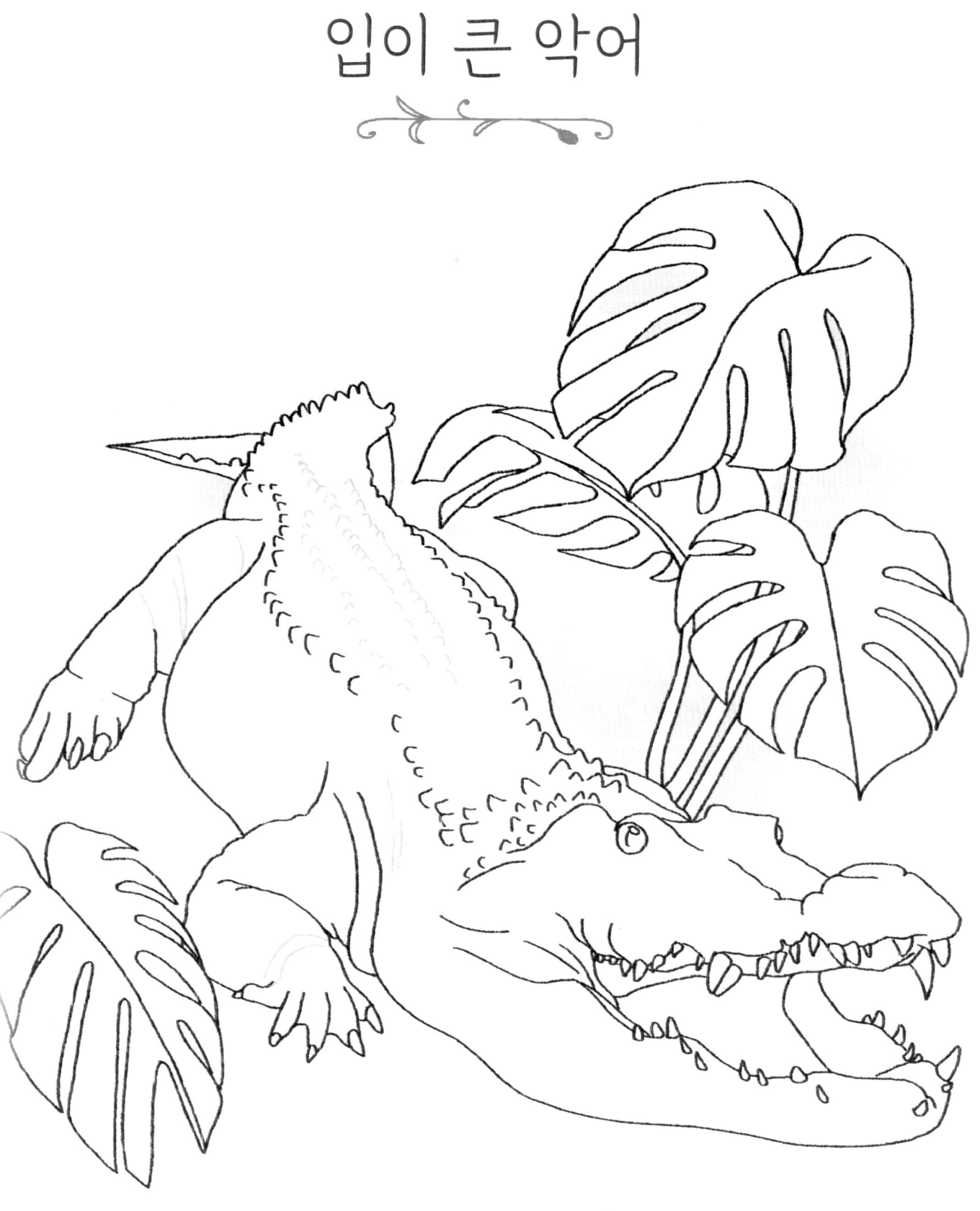

커다란 동물을 보면 어떤 생각이 드나요?

고집이 센 당나귀

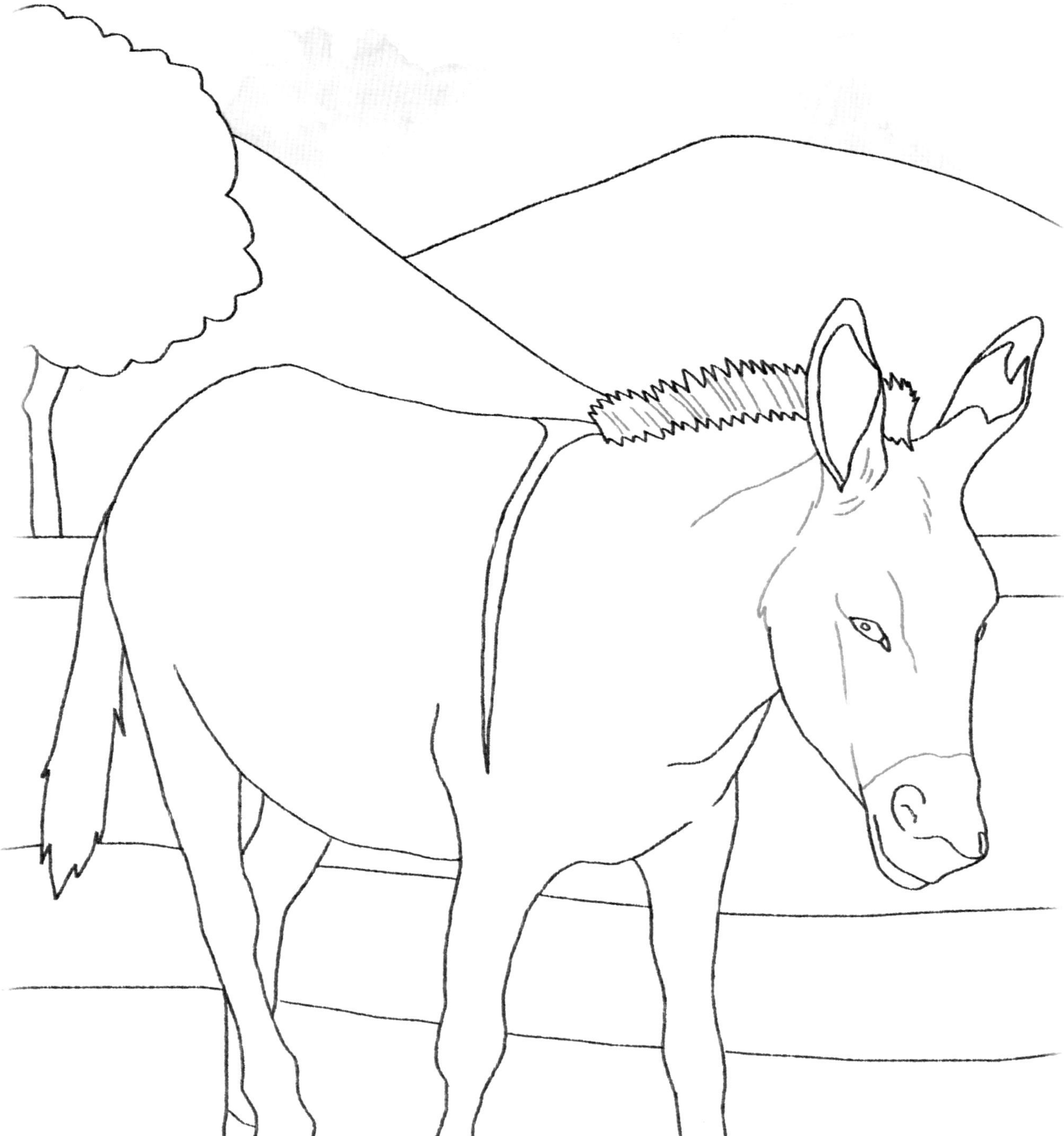

가축인 동물 세 종류를 말씀해 보세요.

미국너구리, 라쿤

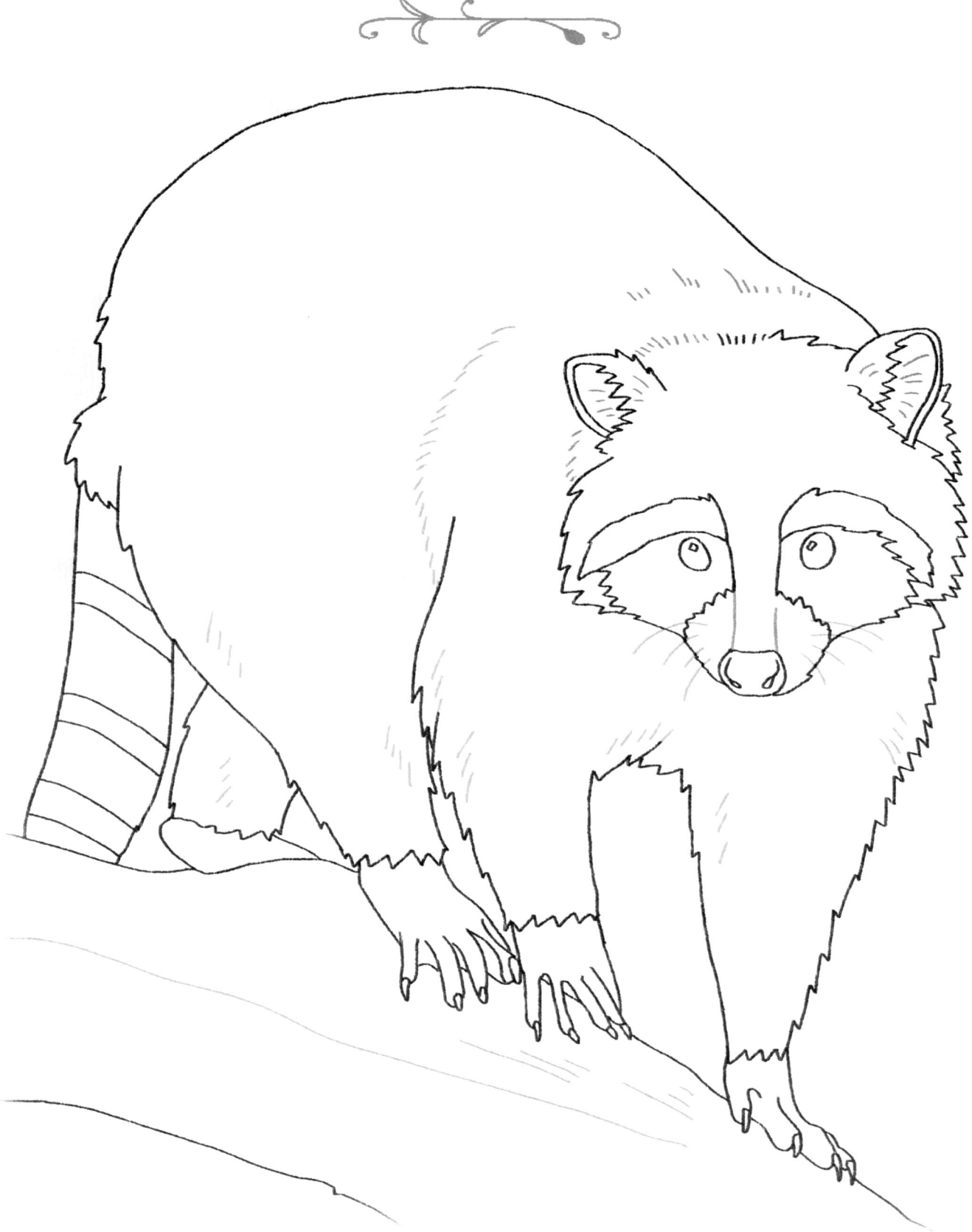

실제로 본 동물 중, 어떤 동물이 가장 좋으셨나요?

바다의 말, 해마

바다에서 동물을 본 적이 있나요?

화려한 공작

공작의 화려한 깃털을 보면 어떤 생각이 드나요?